सूर्य नमस्कार

सूर्य नमस्कार

बबली वशिष्ठ

वाणी प्रकाशन

वाणी प्रकाशन

4695, 21-ए, दरियागंज, नयी दिल्ली 110 002

फ़ोन : +91 11 23273167 फ़ैक्स : +91 11 23275710

शाखाएँ

अशोक राजपथ, पटना 800 004, बिहार

कॉफ़ी हाउस कैम्पस, महात्मा गांधी मार्ग, इलाहाबाद 211 001, उत्तर प्रदेश

महात्मा गांधी अन्तरराष्ट्रीय हिन्दी विश्वविद्यालय, वर्धा 442 001, महाराष्ट्र

सुल्तानिया रोड, मोतिया पार्क, भोपाल 462 001, मध्य प्रदेश

www.vaniprakashan.com
marketing@vaniprakashan.in
sales@vaniprakashan.in

SURYA NAMASKAR
by Babli Vashishtha

ISBN : 978-93-89915-42-6
Philosophy

प्रथम संस्करण 2012
द्वितीय संस्करण 2020

मूल्य : ₹ 150

सिटी प्रेस, दिल्ली-110 095 में मुद्रित

वाणी प्रकाशन का लोगो मक़बूल फ़िदा हुसेन की कूची से

संदेश

यह योगासन पुस्तक सभी उम्र के महिलाओं व पुरुषों के लिए काफी लाभदायक है! इसमें दिए गए हर एक योगासन की अपनी महत्ता है! आज के इस व्यस्त दौर में यह पुस्तक निःसंदेह आपको शारीरिक व मानसिक सन्तुष्टि प्रदान करेगी! मैं लेखक को हार्दिक बधाई देता हूँ जिन्होंने इस जिम्मेदारी को बखूबी निभाया!

—जयशंकर

संदेश

मैं इस पुस्तक का विमोचन करने पर काफी गौरवान्वित महसूस कर रहा हूँ! सभी सैनिकों के लिए यह पुस्तक काफी महत्त्वपूर्ण है, साथ में सिविलियन के लिए भी इस पुस्तक की काफी महत्ता है! मुझे सूबेदार मेजर राजवीर सिंह पर काफी फक्र है, जिन्होंने सेना में रहते हुए जिम्मेदारी को बखूबी निभाया! यह पुस्तक भारत की संस्कृति को कायम रखते हुए आप सभी को शारीरिक व मानसिक सन्तुष्टि प्रदान करेगी!

–कर्ण यादव

समर्पण

यह पुस्तक मैं उन सभी बहिन भाइयों को समर्पित करता हूँ, जो अपने शरीर के रोगों से विचलित होकर जीवन की डगर से मुँह मोड़ चुके हैं। मैं आशा करता हूँ यह पुस्तक आपकी गम्भीर निराशाओं को आशाओं में बदलने की महत्त्वपूर्ण भूमिका निभाएगी। आपको विश्वास दिलाता हूँ इसकी नियमित दिनचर्या अपनाने से आप वापस अपने बीते हुए खुशी के पलों में लौट सकेंगे। इसी आशा से।

–राजबीर सिंह

"सौ साल रहो जवान!
योगासनों का है वरदान॥"

प्रिय पाठकों,

यह पुस्तक मैं सुबेदार मेजर राजबीर सिंह अपनी 52 वर्ष की आयु होने के बाद लिख रहा हूँ। इस पुस्तक में मैंने बहुत ही सरल भाषा व अत्यनत सरल योगासनों का प्रयोग किया है—इस पुस्तक को लिखने के मेरे प्रेरणा स्रोत निम्न हैं—

- विद्यार्थी जीवन में ही एक योगी के प्रत्यक्ष आसनों से विद्यालय के सभी शिखकों एवं शिक्षार्थियों ने तो लाभ उठाया ही परन्तु मुझ पर हनुमान जी की असीम अनुकम्पा रही जिनकी वजह से मैं सभी दुर्व्यसनों जैसे तम्बाकू, मदिरा आदि से दूर रहकर प्राणायाम व योगासनों का सहारा लेकर सनतुष्ट हूँ।
- बापू श्री आशाराम के प्रवचनों का अत्यधिक प्रभाव पड़ा।
- योग गुरु श्री रामदेवजी के प्रत्यक्ष आसानों का काफी प्रभाव पड़ा।
- योग साधनों के माध्यम से ही आज भी 52 वर्ष की उम्र में अपने आपको एक फूर्तिला नव युवक महसूस करता हूँ।
- मेरे सह सम्पादक एडवोकेट सतीश जोशी के विशेष आग्रह पर इस प्रेरणा पुस्तक का आरम्भ सम्भव हो सका।

इससे पूर्व कई योगियों ने योगासन पर काफी किताबें लिखी हैं लेकिन मैं आपके समक्ष उस लीक से हटकर बहुत ही सरल व सहज तरीके से इस पुस्तक को आपके सामने प्रस्तुत कर रहा हूँ। जो किसी भी उम्र के महिला व पुरुष के लिए आसानी से कर सकने में सक्षम होंगे।

यदि किसी तरह से यह पुस्तक आपके हाथों तक पहुँच जाती है तो समझिए आपनें अपने शरीर के लिए स्वास्थ्य रूपी अमृत को पा लिया है।.

यह पुस्तक निःसन्देह आपको सही दिशा व उचित मार्ग दर्शन प्रदान करेगी। आज के मशीनी युग में बिना योगासनो के हर एक महिला पुरुष 40 वर्ष की आयु के होते-होते सैकड़ों रोगों के शिकार बन जाते हैं।

मनुष्य जीवन अनमोल है। शरीर को स्वस्थ रखने के लिए जीने की सही कला जानिए। योग साधनों से आगे बढ़िए और आसमान को चूम कर दिखाएँ। किसी ने सच ही कहा है Heathy mind found only in healthy body.

दिनचर्या सभी को पढ़नी आती है लेकिन कथनी व करनी में बहुत अन्तर है जैसे Carly to bed early to rise makes a man healthy, wealthy and wise. ये पंक्तियाँ सौ फीसदी सही है यदि नहीं तो इन पर चलकर देखिए स्वयं जान जाएँगे।

मुझे अत्यन्त खेद है यह लिखते हुए कि जो संस्कृति भारत की है उसका लाभ पूरा विश्व उठा रहा है। भारतीयों द्वारा लिखे वेद, शास्त्र व योगा पुस्तकों का खजाना लेकर आज समूचा विश्व लाभान्वित हो रहा है। हम भारतीय अपनी संस्कृति को भूलकर पश्चिमी सभ्यता में विचरण कर रहे हैं जिसके परिणाम निम्न हैं–

- सभी वर्ग के महिला पुरुष धूम्रपान, मद्यपान, माँसाहार, जूआ आदि की तरफ अग्रसर हो रहे हैं।
- चारित्रिक हनन जिसमें पर स्त्रीगमन जैसे व्यसन भी लगातार बढ़ रहे हैं।
- पूरा भारत वर्ष आज दल दल में धँसता नजर आ रहा है। ऐ भारत के लोगों जागो अभी भी वक्त है भारत की संस्कृति को पहचानो जो भारत की आत्मा है। हमारी संस्कृति एक बेशकीमती हीरा है अर्थात् जैसा वातावरण मिलेगा हमारी नई पीढ़ी में वही संस्कार अंकुरित होंगे। इस तथ्य की खोज हो

चुकी है कि जैसा बीज बोओगे वैसा ही फल प्राप्त करोगे। आज के युग अपने पूर्वजों के सही व गलत रास्तों पर चलकर अपने चरित्र को अच्छा या बुरा बना लेते हैं। इस कलयुग में किसी ने ऐसा विष घोल दिया है कि यदि आप किसी इन्सान को अच्छा आदर्शवादी बनाना चाहो और उसमें आपको एक प्रतिशत सफलता भी मिल जाए तो समझो यह आपकी बहुत बड़ी कामयाबी है।

बिना यम, नियम, ध्यान, प्रत्याहार व सत्संग के कामयाब बनना बहुत ही कठिन है।

हमारे पूर्वजों ने सच ही कहा है कि बिना सत्संग विवेक नहीं है। तुलसीदास जी ने भी रामचरित मानस में लिखा है–

बिनु सत्संग विवेक न होई!
राम कृपा बिनु सुलभ न सोई!!

अर्थात् बिना सत्संग के ज्ञान प्राप्त नहीं होता तथा वह सत्संग भी बिना रामजी की कृपा के प्राप्त नहीं कर सकता। सत्संग महिमा अपरम्पार है। सत्संग से कितने ही जन महापुरुष बन गए तथा अपना सुधार किया है।

तुलसीदास जी ने यहाँ सत्संग के विषय में गागर में सागर भरने वाला एक बहुत ही महत्त्वपूर्ण दोहा लिखा है–

एक घड़ी आधी घड़ी
आधी से पुनि आध।
तुलसी संगत साध की,
हरै कोटि अपराध।

तुलसी संगत साध की, हरै कोटि अपराध। भावार्थ है कि यदि किसी को एक पल उसकी आधी पल आधी से फिर आधी पल भी सत्संग मिल गया तो उसके द्वारा किए गए करोड़ों पाप धुल जाते हैं ये ज्ञान रूपी

अनमोल वचन है परन्तु इन्न परचल पाना तलवार की धर पर चलने के बराबर है।

जिस तरह बार-बार पूजा करने से आत्मा की शुद्धि हो जाती है। उसी प्रकार दूध का बर्तन साफ करने से दुबारा प्रयोग के काबिल बन जाता है। यदि आप एक कदम ईश्वर की तरफ जाओगे तो प्रभू आपको दस कदम साथ लेकर गन्तव्य स्थान तक छोड़ देंगे। इसी तरह योगा भी आपको सही मार्ग पर छोड़ देगा।

इस नश्वर संसार में मनुष्य को कुछ भी मुफ्त में नही मिलता। हमारा शरीर एक मशीन की तरह कार्य करता है। जिस तरह गाड़ी को चलाने के लिए पेट्रोल व डीजल रूपी ईंधन की आवश्यकता पड़ती है उसी तरह शरीर को भी भोजन रूपी ईंधन की आवश्यकता पड़ती है।

जिस प्रकार गाड़ियों के रख रखाव के लिए उनकी साफ सफाई (Servicing) करवाई जाती है उसी प्रकार शरीर रूपी गाड़ी का रख रखाव योगासनों, यौगिक षटकर्म, अष्टांग योग तथा प्राणायाम द्वारा ही सम्भव है।

दूसरा मैं यहाँ यह कहना बहुत जरूरी समझता हूँ कि देखने में खेलकूद भी शरीर के अंगों को मजबूत बनाते हैं परन्तु योगा द्वारा शरीर को जो लाभ मिलता है उतना खेलों द्वारा नहीं मिल पाता।

योगासन के नियम और विधि निम्न प्रकार से वर्णित है–इन क्रियाओं द्वारा सौ फीसदी लाभ अर्जित किया जा सकता है।

1. यम (अहिंसा, सत्य, अस्तेय, ब्रह्मचर्य तथा अपरिग्रह)
2. नियम (सौच, सन्तोष, तप, स्वाध्याय एवं ईश्वर प्राणिधान)
3. आसन
4. प्राणायाम
5. प्रत्याहार
6. धारणा।
7. ध्यान।
8. समाधि।

महर्षि पतञ्जलि ने अपने योग सूत्र में उपरोक्त क्रियाओं का विस्तृत वर्णन किया है।

आत्मा और परमात्मा के मिलन का नाम योग है। योग समूचे विश्व के कल्याण के लिए है। इस वट वृक्ष की छाया का आनन्द पूरा विश्व ले सकता है।

योगासन उपरान्त पूर्ण लाभ उठाने के लिए निम्न प्रकार के नियमों का पालन करना जरूरी है। कृपया इन दस बातों पर अवश्य ध्यान रखें।

योगासनों का अभ्यास सुबह शौच क्रिया के बाद स्नान करके किए जाएँ तो ज्यादा लाभ मिलेगा। सायंकाल मेंपेट खाली होने पर भी आसन किए जा सकते हैं।

1. आसन करने का स्थान शान्त वातावरण में होना चाहिए।
2. आसन करने का स्थान समतल हो या कम्बल बिछाकर करें ताकि भूमि की चुम्बकीय शक्ति आपके ध्यान को तोड़े नहीं।
3. आसन एक चित्त होकर व ध्यानमग्न होकर करें।
4. आसन करते वक्त झटका न मारें सहज सहज करें तथा प्रत्येक आसन के बाद शव आसन जरूर करें।
5. आसन का धीरे-धीरे अभ्यास करें।
6. नीचे लंगोट व ऊपर नेकर या ट्रैकशूट पहन कर आसन करें।
7. योग आसनों का अभ्यास महिला, बच्चे, बूढ़े जवान सभी कर सकते हैं।
8. 10-12 वर्ष से 80-85 वर्ष तक की आयु के व्यक्ति आसन कर सकते हैं।
9. आसन बिना योगा टीचर के न करें लेकिन हमारी पुस्तक में इसकी बहुत ही सहज जानकारी दी गई है जिसके माध्यम से आप योगा शुरू कर सकते हैं।
10. शुरुआत में ज्यादा आसन न करें तथा आसन, प्राणायाम आदि समाप्त करने के बाद 30 मिनट तक भोजन व स्नान ना करें।

❖ यौगिक कर्म ❖

1. सूत्रनेति–प्रातःकाल दैनिक दिनचर्या से मुक्त होकर पाँवों पर बैठकर गर्दन ऊँची रखकर जो स्वर चल रहा हो उस नाक में नेति को पानी में भिगोकर मोम वाले भाग को नाक के छेद में धीरे-धीरे डालें। जब उसका अगला भाग गले में आए तो उसे दाएँ हाथ की अंगुली से पकड़कर नेति के दोनों सिरे दोनों हाथों में पकड़ लें फिर ऊपर-नीचे घर्षण करें। फिर कुल्ला करें और नेति को मुँह से धीरे-धीरे बाहर निकाल लें। यही प्रक्रिया दूसरी नाक से भी करें।

लाभ–यह प्रक्रिया कपाल की हड्डी को शुद्ध व निर्मल करती है। दिव्य दृष्टि प्रदान करती है तथा गर्दन से ऊपर के रोगों को दूर करती है। साथ ही इस क्रिया से नलजा, जुकाम ठीक करती है।

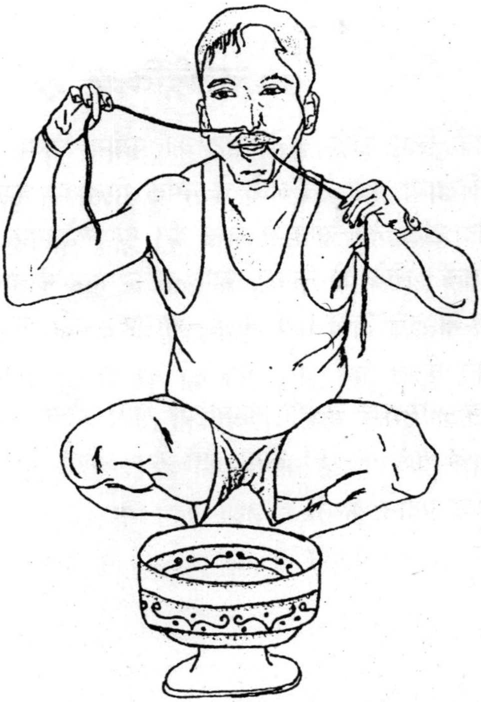

❖ जलनेति ❖

इसके लिए टोंटी वाले लोटे का प्रयोग किया जाता है जैसा कि चित्र में दिखाया गया है। लोटे में नमक मिलाकर कुछ गर्म पानी डालें। इसके बाद टोंटी को नाक में लगा दें। मुँह खोलकर रखें ताकि मुँह से साँस ले सकें। लोटे को ऊपर उठाएँ ताकि नाक में पानी जा सके। पानी एक नाक से दूसरी नाक में बाहर आएगा। यही प्रक्रिया दूसरे नाक से भी करें।

लाभ–मस्तिष्क संबंधी बीमारियाँ खत्म होती हैं। बुद्धि तीव्र होती है। नाक व गले के रोग ठीक होते हैं। आँखों की रोशनी बढ़ती है।

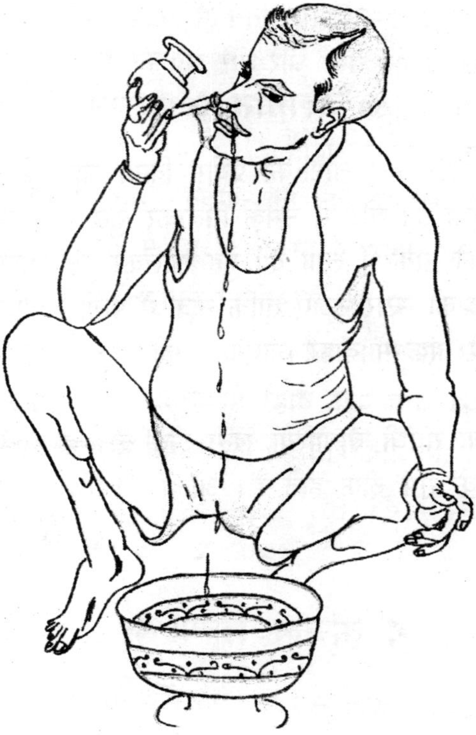

जलनेति

❖ धोती क्रिया ❖

तीन इंच चौड़े और सात मीटर लम्बे मलमल के कपड़े को नमक वाले पानी में भिगोकर धीरे-धीरे अन्दर निगल जाना और फिर उसे बाहर निकाल लेने को धोति क्रिया कहते हैं। पट्‌टी को पहले गर्म पानी से अच्छी तरह धोलें, फिर उसे किसी बर्तन में रखकर कपड़े का एक छोर मुँह में डालकर पशुओं की तरह धीरे-धीरे चबाकर पेट में उतारें। इसका अभ्यास धीरे-धीरे करें। प्रथम दिन केवल एक फुट कपड़ा ही निगलें इसके बाद हर रोज़ इस क्रम को बढ़ाएँ।

निकालते समय पट्‌टी को मुँह खोलकर धीरे-धीरे बाहर निकालें। एकदम से खींच कर बाहर ना निकालें। शुरू में यदि धोती निकलने में तकलीफ हो तो शहद या दूध में डूबोकर निगलें। धौती को रोज साबुन से मिले गर्म पानी से साफ करें।

लाभ–पेट का सारा कफ बाहर निकलता है। खाँसी, दमा, सरदर्द, बुखार, कोढ़ आदि रोग ठीक होते हैं। गैस व पेट सम्बन्धी रोगों में फायदा होता है। भूख बढ़ती है।

अथवा

❖ कुंजल क्रिया ❖

जो व्यक्ति धौति क्रिया नहीं कर सकते वे कुंजल क्रिया कर सकते हैं। इसमें गुनगुने पानी को पीकर वापस निकालना होता है। जिस प्रकार हाथी सूँड से पानी पीकर तुरन्त बाहर फेंक देता है उसी तरह इसे करें।

कुंजल क्रिया खालीपेट करें। इसमें दो तीन लीटर पानी उत्कटासन में बैठकर गटागट पी जाएँ। फिर खड़े होकर आगे की ओर झुक जाएँ और अंगुली मुँह में डालकर सारा पानी बाहर निकालें।

लाभ–पेट के समस्त विकार दूर होते हैं।

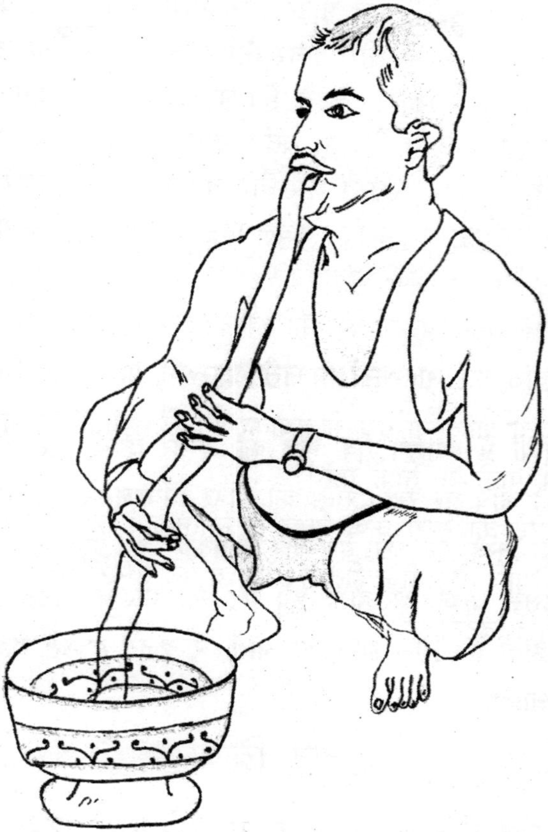

धोती क्रिया

❖ नौलि क्रिया ❖

दोनों पाँवों में लगभग एक फुट का अन्तर करके खड़े हो जाएँ। दोनों हाथों को जाँघ पर रखें। साँस को बाहर निकालकर पेट को अन्दर चिपकाएँ। इस तरह पेट को बार-बार चिपकाएँ व ढ़ीला छोड़ें।

लाभ–इससे कब्ज दूर होती है। पेट का मोटापा घटता है तथा मन्दाग्नि दूर होती है। जिस रोगी की आँतों में सूजन है उसे यह आसन नहीं करना चाहिए।

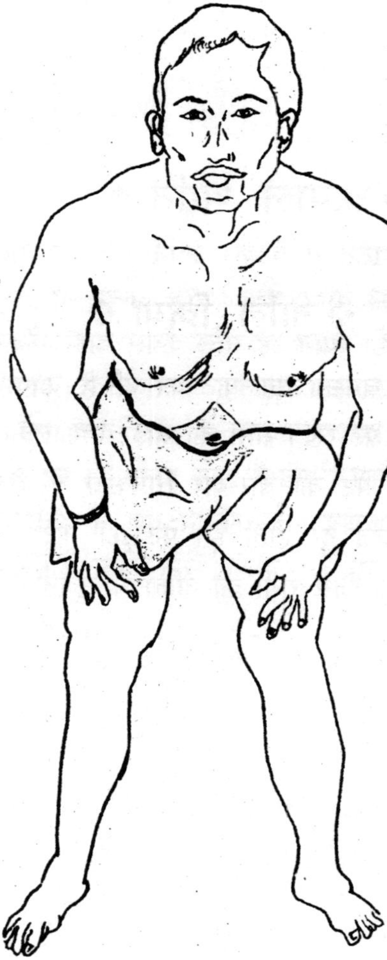

कुंजल क्रिया

❖ कपाल भाति ❖

पद्मासन या सिद्धासन में बैठकर अपने साँस को रोकें। फिर पूरे जोर से नाक से साँस को बाहर फेंके। साँस अन्दर ना लें। इसको तेज गति से भी कर सकते हैं। ध्यान रहे साँस केवल बाहर फेंकना है। पहले 15-20 बार करें बाद में 50-60 बार तक जा सकते हैं। अपनी इच्छानुसार क्रम को आगे बढ़ाएँ। इस प्राणायाम में आँखें बन्द रखें।

लाभ–कपाल की नस, नाड़ियाँ शुद्ध होती हैं। जो ध्यान में बैठते हैं पहले कपाल भाति अवश्य करें। इन्द्रिय वश में होती है मन शान्त रहता है। मोटापा दूर होता है। बी.पी. कम होता है।

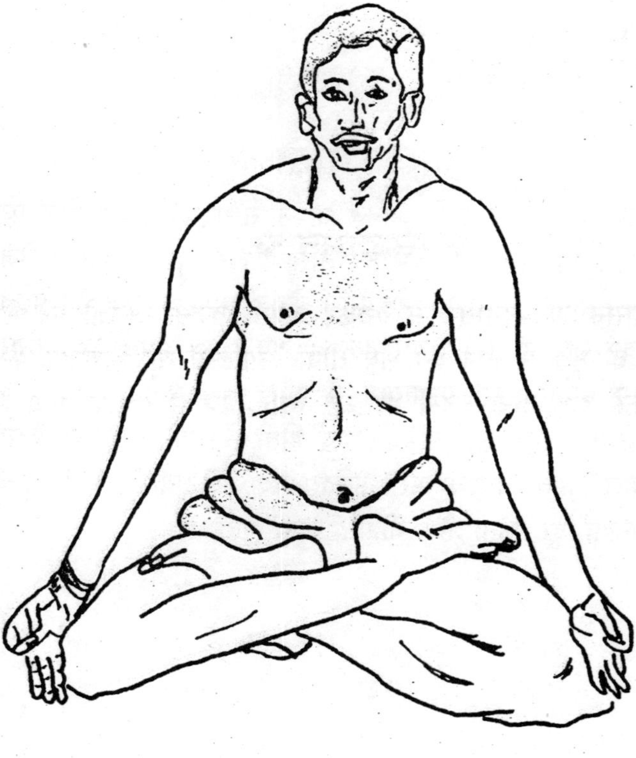

कपाल भाति

❖ सिद्धासन ❖

सिद्धासन या पद्मासन में बैठकर अपनी तर्जनी अंगुली को मोड़ कर अंगूठे के मूल में लगा दें। शेष तीनों अंगुलियों को मिलाकर फैला दें तथा दोनों हाथ दोनों घुटनों पर रखें ऐसा चित्र में दर्शाया गया है?

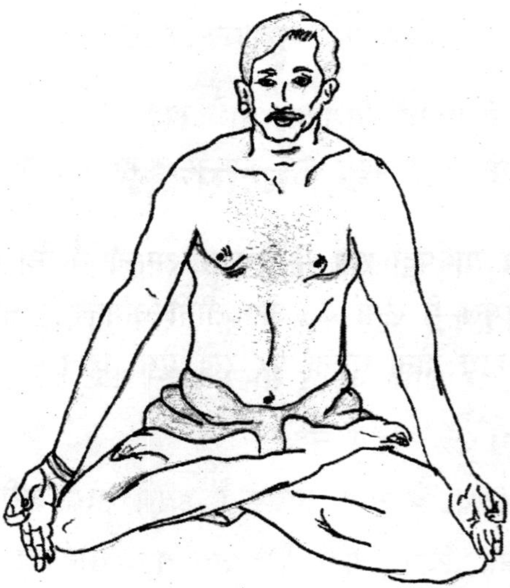

सिद्धासन

❖ सूर्य नमस्कार ❖

दोनों पैरों की एड़ियाँ मिलाकर सीधे खड़े रहें तथा हाथ प्रणाम की स्थिति में छाती के गड्ढ़े पर रखें। कोहनी बाहर की ओर खिंची होनी चाहिए।

सूर्य नमस्कार की 14 विधियाँ है जिसमें पहली 7 विधियाँ सीधे क्रम में तथा शेष 7 विधियाँ उल्टे क्रम में करें जैसा नीचे दिए गए चित्रों में दिखाया गया है। हर आसन करते समय अपने इष्ट देव का मन ही मन उच्चारण करें जैसे ॐ सूर्याय नमः।

लाभ–इस क्रिया में सात आसन हैं इससे सारा शरीर कार्य करता है। इसमें आमाशय, जिगर, गुर्दा, पित्ताशय तथा छोटी व बड़ी आँत को ताकत मिलती है। रीढ़ की हड्डी शक्तिशाली बनती है तथा कमर में लचक पैदा होती है।

सूर्य नमस्कार 1 से 7 तक करते जाएँ फिर उल्टा 7 से 1 तक वापस करते जाएँ जो कि फोटो 8 से 14 तक यही स्थिति दर्शाता है।

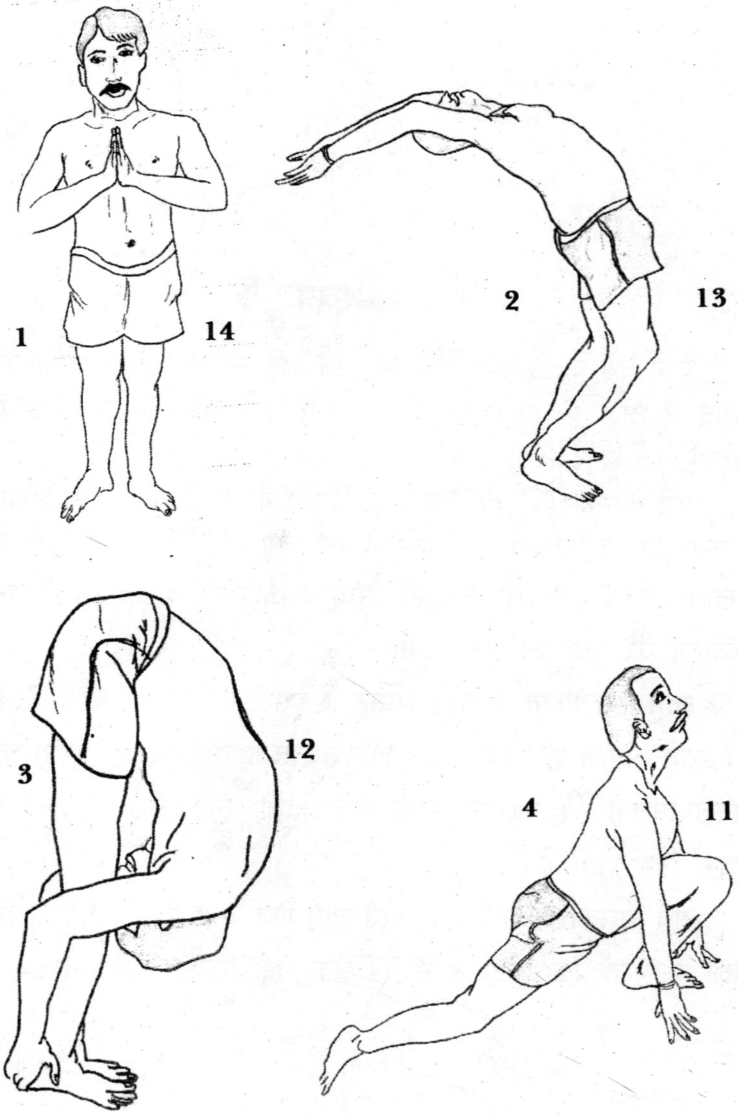

सूर्य नमस्कार

5 10

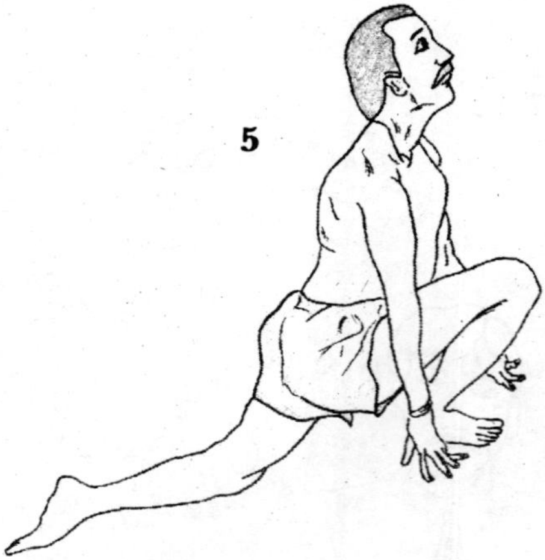

6 9

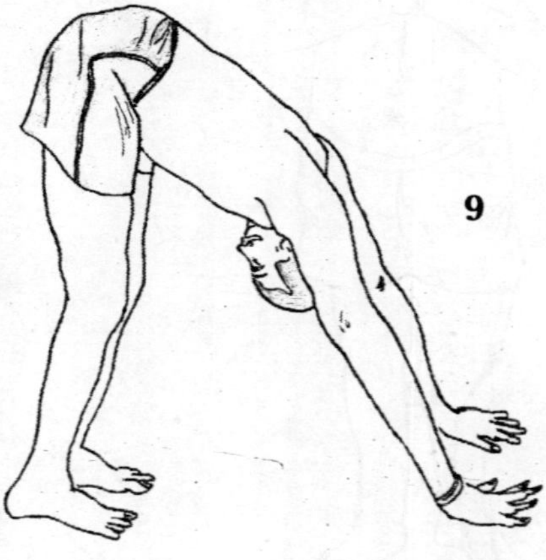

7 8

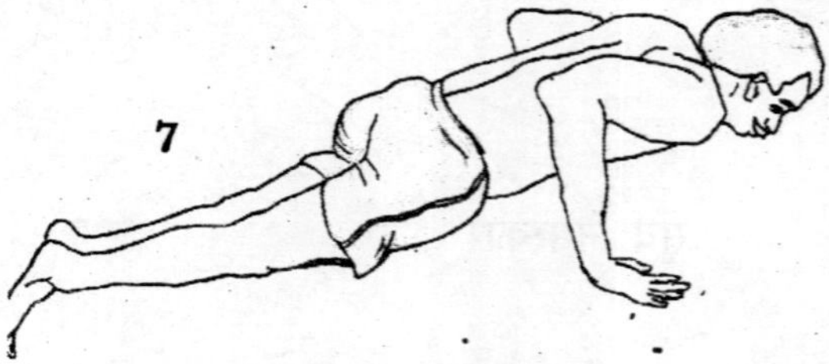

सूर्य नमस्कार

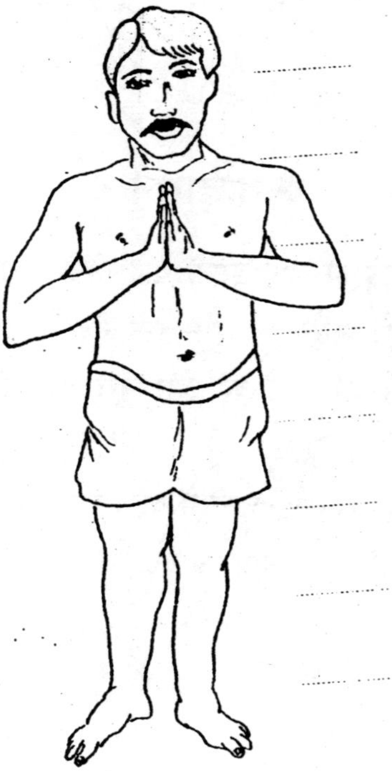

सूर्य नमस्कार

❖ ताड़ासन ❖

पहले सीधे खड़े हो जाएँ इसके बाद दोनों हाथों को सिर के ऊपर सभानान्तर ले जाएँ। शरीर को पूरी तरह ऐड़ी उठाकर हाथों को ऊपर की ओर और पाँवों को नीचे की ओर पूरी तरह श्वाँस भरकर खींचे। दोनों टाँगे व पंजे मिले रहें।

लाभ–शरीर की लम्बाई बढ़ाने में बहुत लाभदायक है। खून के संचार में तेजी लाता है। शरीर के तनाव को दूर करता है। तथा शरीर को स्वस्थ रखता है।

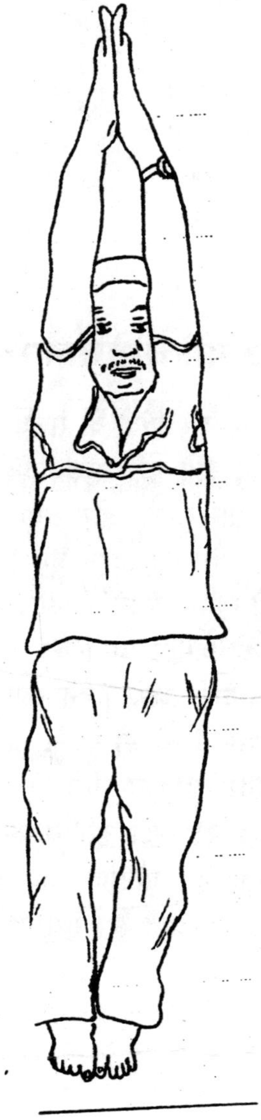

ताड़ासन

❖ पश्चिमोत्तानासन ❖

दोनों पाँवों को फैलाकर पाँवों के तलवों को बाहर की ओर खींचे। एड़िया व पंजे मिले हुए टाँगे पूरी तरह भूमि से चिपकी हुई दोनों हाथ ऊपर ले जाएँ हथेली सामने की ओर तथा सिर बाजुओं के बीच में। साँस पूरी तरह भर लें। साँस को छोड़ते हुए सामने की ओर झुकते जाएँ। दोनों हाथों से पाँवों की एड़ियाँ पकड़ लें और इन्हें अन्दर की ओर खींचते हुए अपनी कोहनियों को जमीन पर टिका दें। माथे को बाहर की ओर रखते हुए घुटनों से आगे ले जाएँ घुटने ऊपर नहीं उठने चाहिए। यदि माथा घुटने से नहीं लगता है तो भी घुटना ना उठाएँ। साँस भरकर कमर से ऊपर उठें। फिर साँस छोड़कर नीचे झुकें। ऐसा कम से कम पाँच बार करें। अभ्यास होने पर आप इसे काफी देर तक कर सकते हैं।

लाभ–भूख बढ़ाता है। मोटापा, बवासीर, कमर दर्द आदि की रामबाण दवा है। कब्ज दूर होती है। सुसुम्ना नाड़ी को बल मिलता है।

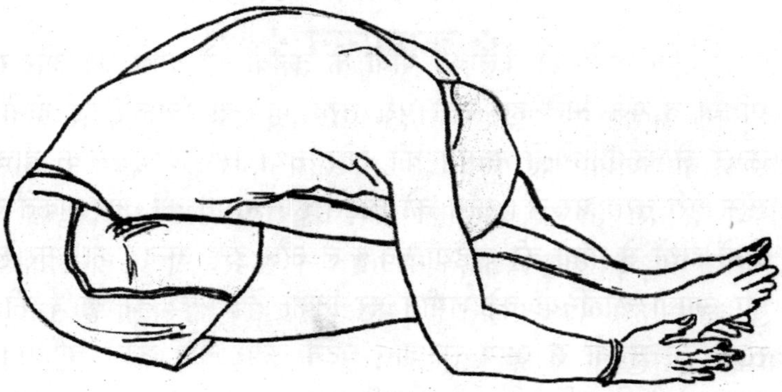

पश्चिमोत्तानासन

❖ कोणासन ❖

इस आसन को पश्चिमोत्तानासन के बाद करें। टाँगें फैला दें। हाथ पीठ के पीछे जमीन पर फैला दें। अब साँस भरते हुए अपने हाथों और एड़ियों पर बल देते हुए कमर को ऊपर की तरफ उठाएँ। गर्दन को पीछे की तरफ मोड़ दें। बाजू बिलकुल सीधे व दाती ऊपर उठी हुई होनी चाहिए।

लाभ–कंधे मजबूत होते हैं। मेरूदण्ड प्रभाव में आता है तथा नसें स्वाभाविक स्थिति में आ जाती है।

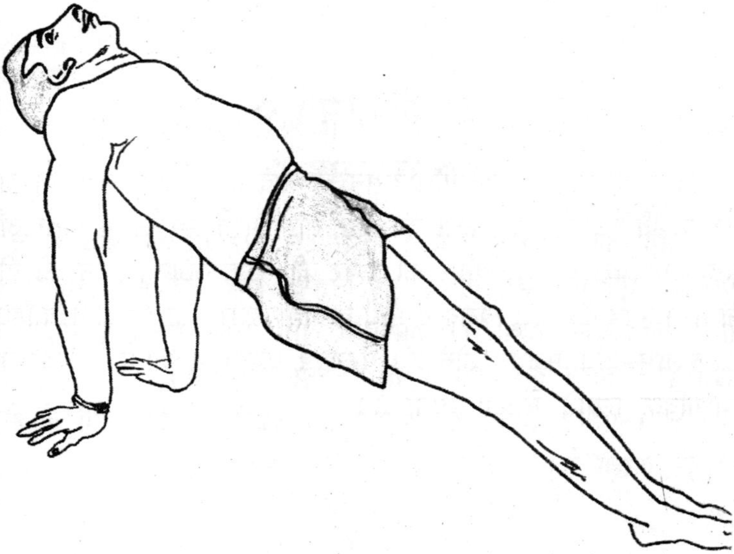

कोणासन

❖ वज्रासन ❖

टाँगों को मोड़कर घुटनों के ऊपर इस तरह बैठें कि पाँव के अंगूठे मिले हों, एड़ियाँ खुली, एड़ियों पर नितम्ब, पाँव लेटे हुए मेरूदण्ड को सीधा रखें। दोनों हाथों की कोहनियाँ सीधे रखते हुए हाथ घुटनों पर रखें। इस आसन को आप कभी भी कर सकते हैं।

लाभ–पाचन शक्ति को बढ़ाता है। घुटनों व पिण्डलियों के रोगों को दूर करता है।

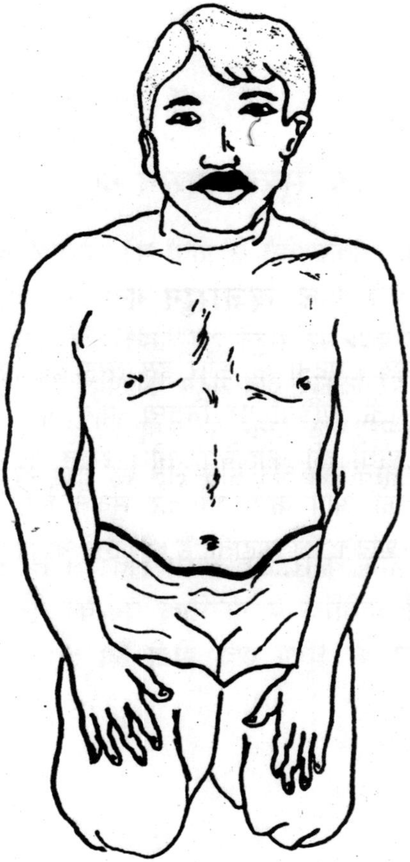

वज्रासन

❖ सुप्तवज्रासन ❖

घुटनों पर खड़े होकर पीछे से पाँवों को खोल दें ताकि जमीन पर बैठ सके। पाँव के पंजे जमीन पर लेटे हुए दोनों टाँगे दाँए रखें अब दोनों हाथों को पाँवों के पंजों पर रखते हुए पहले बाँई कोहनी फिर दाहिनी कोहनी को जमीन पर टिकाएँ अब गर्दन को पीछे की ओर लटकाते हुए पीछे की ओर देखें। पूरी पीठ जमीन पर लगा दें। दोनों हाथों का सिराहना बनाते हुए सिर के नीचे रख लें। साँस लेते रहें तथा दो मिनट तक लेटे रहें।

लाभ–घुटने, जाँघ, कमर, पेट स्वस्थ होते हैं। स्त्री-पुरुषों के जनन अंग पुष्ट होते हैं। शारीरिक व मानसिक थकावट दूर होती है। क्रोध शान्त होता है। पेट की धरण ठीक होती है। तथा भूख बढ़ती है।

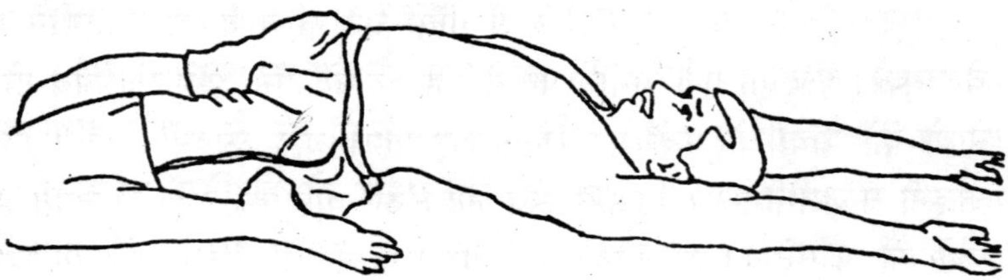

सुप्तवज्रासन

❖ मयूरासन ❖

घुटनों के बल बैठकर थोड़ा आगे झुककर दोनों कोहनियों को मिलाकर हथेली को जमीन पर टिका दें। कलाई में दो इंच का फासला रखें। सिर को आगे की ओर झुकाकर नाभि को कोहनियों पर ले जाएँ। हाथों को मजबूती से जमीन पर रखें। अब धीरे-धीरे शरीर को कोहनियों पर सन्तुलित करते हुए टाँगों को पीछे की ओर फैला दें। साँस भरते हुए आगे से चेहरा और पीछे से पाँव जमीन से उठाकर दोनों कोहनियों पर भूमि के समानान्तर कर शरीर को सन्तुलित करें। कुछ देर इसी स्थिति में रहें। अभ्यास करने से आप इसे आसानी से कर सकते हैं।

लाभ–पाचन यन्त्रों और गुर्दे की कार्य शक्ति को बढ़ाता है। पित्त व कफ के विकार दूर होते हैं। रक्त शुद्धि होती है। शरीर में चमक आती है। मोटापा नहीं आता।

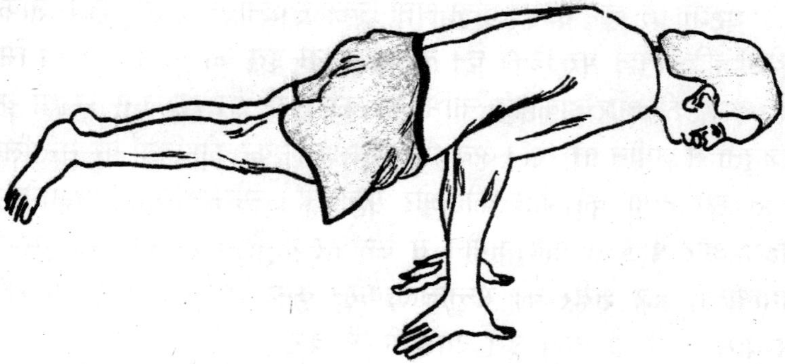

मयूरासन

❖ उष्ट्रासन ❖

घुटनों पर खड़े होकर घुटनों में थोड़ा फासला कर लें। दोनों हाथों को कमर पर इस तरह रखें कि अंगुलियाँ पेट की तरफ हों और अंगूठा पीठ में गुर्दों पर इस अवस्था में गर्दन को पीछे लटकाते हुए कमर को पीछे झुकाएँ। जब पूरी तरह झुक जाएँ तो हाथों को पीठ से हटाकर पाँव के तलवों पर ले जाएँ। साँस भरकर पेट को आगे की तरफ खींचे और गर्दन को पीछे की ओर मोड़ते हुए पूरी तरह शरीर को खींचकर तानें। धीरे-धीरे अपनी वास्तविक स्थिति में आ जाएँ।

लाभ–गले, कमर व पेट में लचक आती है। पाचन शक्ति को बढ़ाता है। पेट के रोगों को दूर करता है। छाती व फेफड़ों में शक्ति प्रदान करता है।

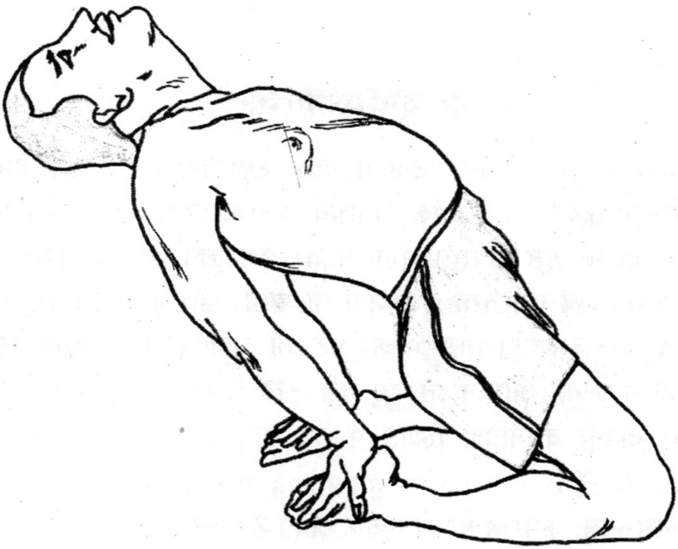

उष्ट्रासन

❖ भुजंगासन ❖

पेट के बल लेट जाएँ। पाँव लेटे हुए बाहर की ओर खींचे हुए तथा एड़ियाँ पंजे मिले हुए हों। हथेलियाँ छाती के बराबर पीछे की ओर खींचते हुए इस प्रकार रखें कि कोहनियाँ जमीन को छूएँ। अब कोहनियों को थोड़ा ऊपर उठाएँ साँस भरकर गर्दन को आगे की ओर तानते हुए धीरे-धीरे छाती ऊपर उठाएँ, नाभि से थोड़ा ऊपर तक उठाएँ। दृष्टि आसमान की ओर रखें। पीछे से एड़ियाँ नहीं खुलनी चाहिए। कुछ देर रुकें फिर पुनः अपनी अवस्था में आ जाएँ।

लाभ–गुर्दे के लिए विशेष लाभदायक। टौंसिल व गले की ग्रान्थियों को पुष्ट करता है। हृदय रोग में विशेष तौर पर लाभ देता है।

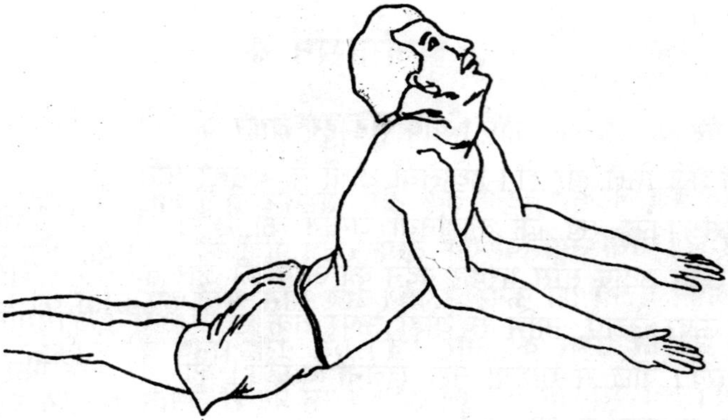

भुजंगासन

❖ धनुरासन ❖

पेट के बल लेटकर घुटनों तक टाँगे मोड़कर दोनों हाथों से अपने टखने पकड़ लें। पाँचों उँगलियाँ एक तरफ रखें। पाँवों को बाहर की ओर खोलते हुए अपने घुटनों को ऊपर उठाएँ। अब साँस भरते हुए छाती को उठाएँ। गर्दन उठाकर ऊपर की ओर देखें। पूरी तरह धनुष की आकृति में आ जाएँगे। अब पूरा जोर लगाकर उठें। केवल पेट ही जमीन को छूना चाहिए। धीरे-धीरे वापस अपनी अवस्था में आएँ।

लाभ–रीढ़ की हड्डी में लचक आती है। पेट व गर्भाशय के सभी विकार दूर होते हैं। स्त्रियों के मासिक धर्म के विकार भी दूर होते हैं। हृदय स्वस्थ होता है।

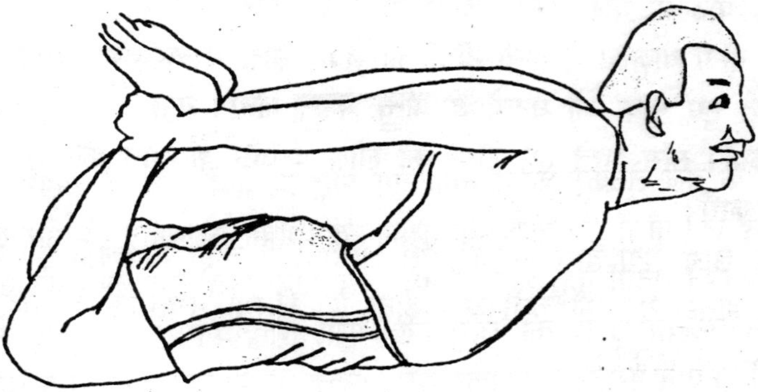

धनुरासन

❖ पवन मुक्त आसन ❖

पीठ के बल लेटकर दोनों टाँगों को मोड़कर छाती पर ले जाएँ। अब दोनों बाजुओं में दोनों टाँगों को लेकर साँस भरकर दबाएँ फिर साँस छोड़ते हुए नाक को घुटनों के बीच में ले जाएँ। कुछ देर इसी स्थिति में रुकें। साँस भरते हुए टाँगों को खोल दें और शवासन की स्थिति में आ जाएँ।

लाभ–गुदा द्वारा पेट की गैस आसानी से बाहर निकलती है। कब्ज नहीं होती। पेट की चर्बी कम होती है। स्त्रियाँ गर्भाधान के बाद यह आसन नहीं करें।

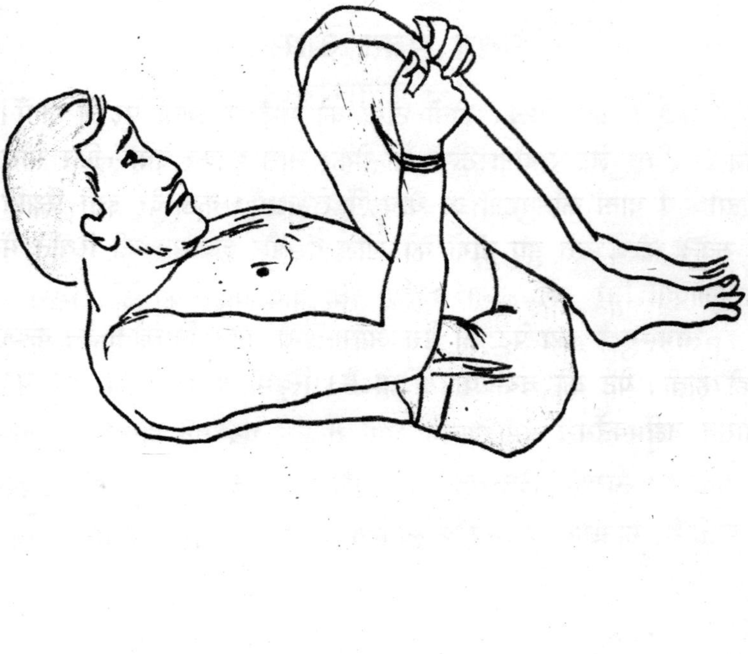

पवन मुक्त आसन

❖ हलासन ❖

चित्त लेट जाएँ शरीर को तान लें हथेलियाँ जमीन पर चिपका दें साथ में दोनों जाँघ भी चिपकी हुई हों अब हाथों पर दबाव डालते हुए अपनी टाँगों को धीरे-धीरे ऊपर उठाएँ तथा कमर पर 90^0 का कोण बना दें। सिर नहीं उठना चाहिए तथा पाँव बाहर की ओर खिंचे रहेंगे इस आसन में अपनी टाँगों को जितना धीरे-धीरे उठाएंगे उतना ही लाभ मिलेगा। धीरे-धीरे अभ्यास के द्वारा ही पूर्ण आसन करें।

लाभ–इससे सभी पाचन अंगों रीढ़ के एक-एक मोहरें का व्यायाम होता है। स्मरण शक्ति बढ़ती है। भूख बढ़ती है। सुसुम्ना नाड़ी प्रभावित होती है। मानसिक व शरीरिक स्वास्थ्य के लिए हलासन सर्वोत्तम आसन है।

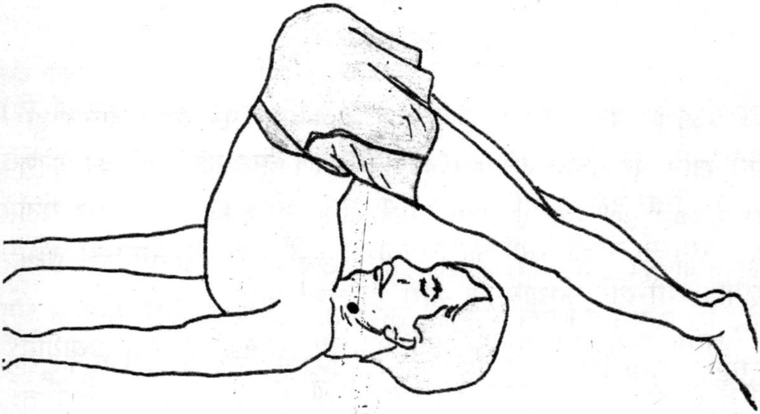

हलासन

❖ सर्वांगासन ❖

आसन पर सीधे लेट जाएँ। शरीर को हलासन की स्थिति में लें। अब हाथों पर दबाव देते हुए 45^0 के कोण तक टाँगों को उठाएँ कुछ देर रुककर 90^0 तक ले जाएँ। यहाँ कुछ पल रुककर कमर को उठाते हुए टाँगों को ऊपर की ओर ले जाएँ। अब दोनों कुहनियों को मोड़कर पीठ को सहारा दें। पाँव ज्यों-ज्यों ऊपर उठेंगे आपकी ठोड़ी छाती से लग जाएगी। जैसा चित्र में दर्शाया गया है अभ्यास द्वारा इसे दस मिनट तक कर सकते हैं।

लाभ–सर्वांगासन सभी आसनों का राजा है। हृदय, रक्त व फेफड़ों के लिए बहुत उपयोगी है। रक्त प्रवाह उल्आ होने पर शिराओं को बल मिलता है। नेत्र ज्योंति बढ़ाता है। मानसिक एकाग्रता आती है।

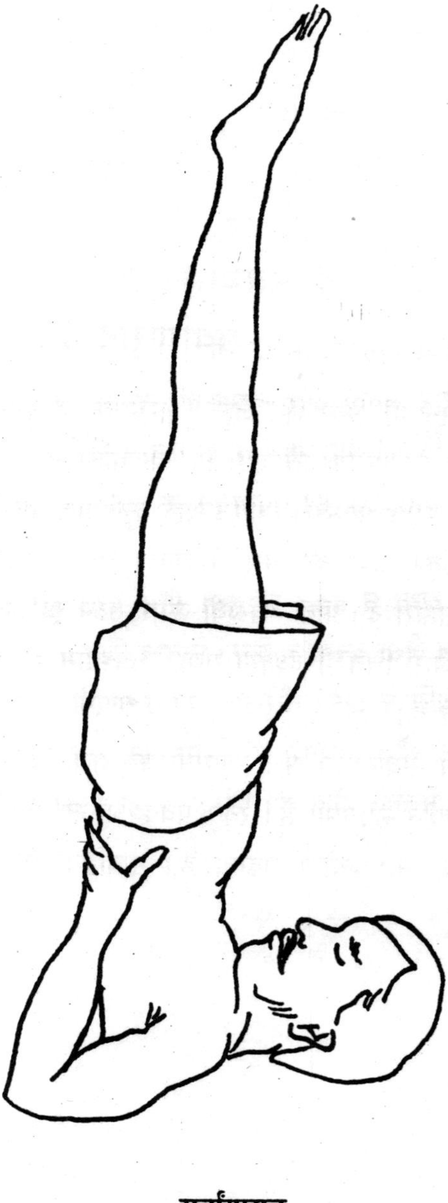

सर्वांगासन

❖ मत्स्यासन ❖

मत्स्यासन को सर्वांगासन के बाद ही करना चाहिए। पीठ के बल लेटे लेटे पदमासन लगाएँ और घुटनों को जमीन पर टिकाएँ। हाथों का लेकर अपनी गर्दन को पीछे मोड़ें ताकि कपाल जमीन पर आ जाए तथा छाती ऊपर की ओर उठी हुई पदमासन लगा रहेगा घुटने जमीन पर लगे रहेंगे।

पंजों को हाथों से पकड़ लें तथा साँस भरते हुए शरीर को तानें। पीठ के नीचे पुल जैसा बनना चाहिए। नितम्ब जितना हो सके पर उठाएँ। कुछ देर इस स्थिति में रूकें। धीरे-धीरे वापस अपनी स्थिति में आ जाएँ।

लाभ–इससे साँस सम्बन्धी सभी रोग ठीक होते हैं। साँस छिद्र खुलते हैं। पाचन तन्त्र मजबूत होता है। फेफड़ों व हृदय को पोषण मिलता है।

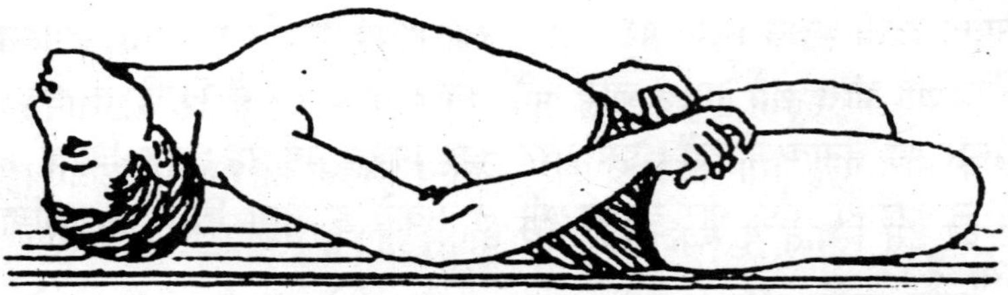

❖ शीर्षासन ❖

इस आसन से सभी लोग परिचित हैं। यह शुरुआत में कठिन आसन है। इसके अभ्यास में सावधानी बरतें। शुरू में एक दो मिनट ही करें बाद में 10 मिनट तक कर सकते हैं। इस आसन को सब आसनों के बाद ही करें। अभ्यास करते समय चोट व गिरने का भय रहता है इसलिए चित्र में दर्शाएँ गए तीनों तरीकों से ही शुरुआत करें।

शवासन–सीधे लेटकर शरीर को ढ़ीला छोड़ दें। पाँवों के बीच एक फुट का फासला रखें। हथेलियाँ आसमान की ओर तथा आँखें बन्द कर अपना ध्यान श्वास क्रिया पर लगाएँ। स्वाभाविक स्थिति में लम्बा व गहरा साँस लें। साँस लेते समय जोर नहीं लगाना है। मन में किसी तरह का विचार या तनाव न रखें। इस तरह कुछ मिनट पड़े रहें। इस क्रिया के दौरान दाँई व बाँई ओर करवट भी ले सकते हैं जैसा चित्रों में दर्शाया गया है।

लाभ–मस्तिष्क की अशान्ति को शान्त करता है। क्रोध को शान्त करता है। शरीर में नवचेतना का संचार करता है। साँस सम्बन्धी रोग ठीक होते हैं।

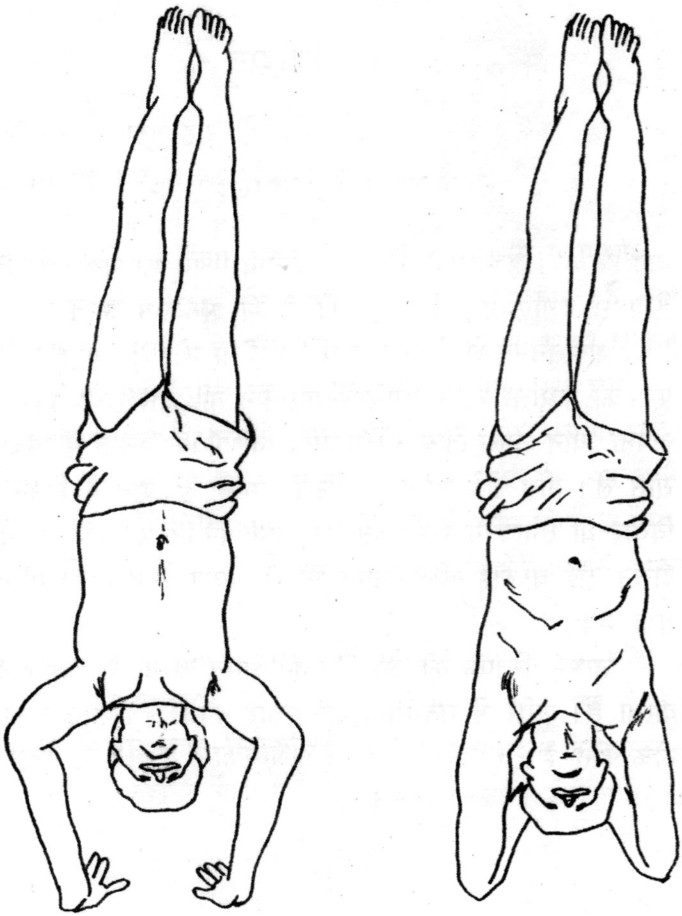

शीर्षासन

❖ उज्जाई प्राणायाम ❖

आराम से सीधे बैठकर साँस को दोनों नाकों से अधिक से भरें और निकाल दें। अब गले की माँस पेशियों को टाइट करते हुए साँस भरें व गले से घर्षण की आवाज करें। पूरी तरह साँस भरने के बाद जालंधर बन्ध व मूल बन्घ लगाकर साँस रोक कर बैठ जाएँ। यहाँ पेट कोक अन्दर की ओर दबाकर रखें। यथा शक्ति साँस रोकने के बाद बन्धों को हटाएँ व सीधे हाथ की प्राणायाम मुद्रा बनाकर नाक पर ले जाएँ। दाएँ नाक को बन्द कर बाँएँ नाक से साँस धीरे-धीरे बाहर निकालें। यह चक्र उज्जाई प्राणायाम कहलाता है। आवश्यकतानुसार इसे 10-15 बार किया जा सकता है।

लाभ–गले की शुद्धी करता है। खर्राटों की समस्या का अचूक इलाज है। वाणी को मधुर करता है।

सावधानी–हृदय रोग में यह बहुत लाभकारी है। लेकिन हृदय रोगी बिना साँस रोके इसका अभ्यास करें।

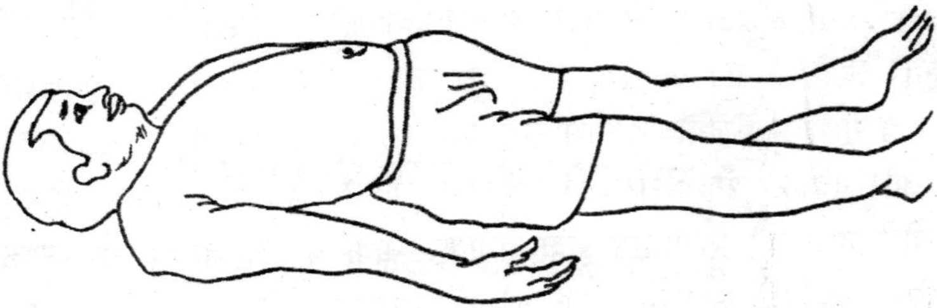

उज्जाई प्राणायाम

❖ यौगिक मालिश ❖

जब बच्चा जन्म लेता है तो सबसे पहले उसे मालिश की जाती है जिसका वास्तव में यौगिक महत्त्व है। यह सलाह उन्हें कोई हकीम या डॉटर नहीं देता बल्कि एक परम्परा है जो सदियों से चली आ रही है। मालिश के द्वारा भी हम काफी रोगों का इलाज कर सकते हैं। मालिश शरीर में शक्ति का नया संचार करती है।

मालिश द्वारा शरीर की सीधे ही खुराक मिलती है। दुर्बल व्यक्ति के लिए तो यह रामबाण दवा है। यदि एक व्यक्ति सप्ताह तक बिना खाए उपवास करता है तथा प्रतिदिन मालिश करवाता हो तो उसे भूख नहीं लगेगी। क्योंकि मालिश से उसके शरीर को खुराक मिलती रहती है।

❖ मालिश के विशेष लाभ ❖

1. मालिश से शरीर के विकार निकालने वाले अंगों को बल मिलता है। जिससे विकार तेजी से बाहर निकलते हैं।
2. पाचन यन्त्रों को उत्तेजना मिलती है जिससे वे अपना काम ठीक से करते हैं।
3. नाड़ी संस्थान को उत्तेजना मिलती है जिससे शरीर की सभी क्रियाएँ ठीक से काम करती है।
4. रक्त संचार बना रहता है। जिससे शरीर के विकार पसीना, मल, मूत्रआदि के द्वारा बाहर निकल जाते हैं।
5. चर्बी कम होती है।
6. गठिया, अधरंग, लकवा,पागलपन, सिरदर्द आदि को मालिश से बहुत लाभ मिलता है।
7. मालिश से त्वचा का रोम-रोम पुलकित होता है।
8. मालिश से शरीर में चटकी आती है।
9. त्वचा के पुराने रोग भी मालिश से ठीक हो जाते हैं।

10. मालिश से शरीर के सभी अंग मजबूत बनते हैं।

❖ मालिश के प्रकार ❖

मालिश के निम्न प्रकार है–

1. तेल मालिश
2. सूखी मालिश
3. पाँव से मालिश
4. ठण्डी मालिश
5. गर्म मालिश
6. पाउडर से मालिश
7. बिजली से मालिश

हर मालिश के कुछ नियम हैं। जिनका पालन करना आवश्यक है। अलग-अलग रोगों की अलग-अलग मालिश होती है। नींद नहीं आना, शरीर में अधिक गर्मी हो, जलन हो, सूखी खारिश हो, हाथ पाँव में सरसराहट हो तो ठण्डी मालिश बहुत लाभ करती है। वैसे इसमें तेल की हल्की मालिश भी कर सकते हैं।

कमजोर व पतले व्यक्ति के लिए तेल मालिश लाभदायक है। मोटापा दूर करने के लिए सूखी मालिश व ठण्डी मालिश से अधिक लाभ होता है।

जोड़ों के दर्द के लिए तथा बच्चों में पोलियों आदि रोगों के लिए गर्म-ठण्ड मालिश तथा बिजली की मालिश लाभदायक है।

इसके अलावा कई रोगों में विशेष अंग की मालिश करने से आश्चर्यजनक लाभ होते हैं। जैसे–

1. स्नायु कमजोर होने पर रीढ़ और पीठ की मालिश।
2. नींद नहीं आने पर मेरूदण्ड, गर्दन तथा सिर की मालिश।
3. टॉसिल होने पर गर्दन के अगले भाग की मालिश।
4. दमा और ब्रोकाइटस रोग में छाती और पीठ की मालिश।

5. सिरदर्द में सिर और गर्दन की मालिश।
6. नपुंसकता में चुल्लिका ग्रन्थि की मालिश (जो गले में होती है)
7. खून की कमी से जिगर की मालिश।

❖ तेल मालिश के नियम ❖

तेल की मालिश हृदय की ओर होनी चाहिए। यदि किसी और से मालिश करवाएँ तो अधिक लाभ होता है। मालिश पंजों से सिर तक क्रमवार करनी चाहिए। जैसे पहले पंजों की फिर पिंडलियों की इसके बाद घुटनों की फिर जाँघों की इस तरह सिर तक करें।

❖ मालिश जो आप हर रोज कर सकते हैं ❖

नहाने से पूर्व अपने पूरे शरीर पर कम से कम पाँच मिनट के लिए अपने सूखे हाथों से ही घर्षण करें। इसके बाद तेल लगाकर भी मालिश कर सकते हैं।

(i) टाँगों पर–हथेलियों में तेल लगाकर हाथों को गोलाकार में माँस पेशियों पर एक-दूसरे हाथ के विपरीत घर्षण करें पूरी टाँग को हाथ से ठोकें और थपथपाहट करें।

(ii) बाजुओं पर–बाजुओं पर तेल लगाकर हाथ से ऊपर की ओर मसलें। पूरे हाथ से कलाई को पकड़ें फिर गोलाकार घुमाते हुए ऊपर की ओर ले जाएँ हाथ से थपथपाहट करें।

(iii) पेट पर–दोनों हाथों को दाँए से बाँए गोलाकर घुमाते हुए तेल लगाएं। फिर अंगुलियों से माँस को पकड़कर ऊपर नीचे मसलें। इसके बाद हाथ की अंगुलियों का पूरा दबाव देते हुए गोलाकार में मालिश करें।

(iv) छाती–हाथों पर तेल लगाकर बाहर की ओर घर्षण करें। दोनों हाथों की कटोरी बनाकर धीरे-धीरे थपथपाएँ।

(v) पीठ–पीठ पर मालिश दोनों हाथों से बाहर की ओर करवाएँ यह मालिश किसी दूसरे व्यक्ति द्वारा अच्छी की जा सकती है।

(vi) सिर-तेल बालों की जड़ में लगाएँ। हथेलियों को गोलाकार घुमाएँ। अंगुलियों से सहलाएँ फिर दोनों हाथों से थपथपाएँ।

❖ आसनों द्वारा बीमारियों का इलाज ❖

1. **जोड़ों का दर्द**–पदम, वज्र, पश्चिमोत्तसन, आकर्षण धनुर, सर्वांग उज्जाई व सूर्यभेदी।

2. **हृदय रोग**–उज्जाई, सहज नाड़ी, ध्यान, शव।

3. **अनिद्रा**–जानुसिर, सूर्य नमस्कार, सर्वांग, ध्यान, शव।

4. **मासिक धर्म**–धनुर, योगमुद्रा, पश्चिमोत्तासन, गर्भासन, कपाल भाति, शोध।

5. **गुर्दे का दर्द**–शलभ, धनुर, मयूर, मत्स्य, नौली, मूलाधार कपालभाति, योगमुद्रा।

6. **फेफड़े**–मत्स्य, उज्जाई, शीतली, नेति।

7. **शिथिलता**–पश्चिमोत्तासन, मकर, सर्वांग, गर्भ, नाड़ी।

8. **सिर दर्द**–पश्चिमोत्तसन, हल, शव, नाड़ी शोधन।

9. **बवासीर**–सर्वांग, मत्स्य, पश्चिमोत्तसन, मकर, अनीमा।

10. **हरनिया (नाभि)**–मत्स्य, हस्तपादोत्तन, पश्चिमोत्तसन, सर्वांग कपालभाति।

11. **हरिनया (मसाना)**–कपालभाति, सर्वांग, हस्तपादोत्तन।

12. **बदहजमी व गैस के रोग**–पश्चिमोत्तासन, वज्र, मयूर, नौलि, कपालभाति।

13. **दमा**–भुजंग, सहज नाड़ी शोधन, नेति, कुंजल, मत्स्य।

14. **वीर्य सम्बन्धी**–मूलबन्ध, गोरक्ष, ध्यान, पश्चिमोत्तसन, धनुर, शीर्ष।

15. **मोटापा**–कपालभाति, नौलि, पश्चिमोत्तसन, मयूर, धनुर।

16. **पुरानी कब्ज**–कपाल भाति, अनीमा, मकर, सर्वांग।

17. **मधुमेह**–पश्चिमोत्तासन, मयूर, सर्वांग, शीर्ष, हल।

18. **हाई ब्लड प्रेशर**–ध्यान, शव, पश्चिमोत्तसन, पदम, मत्स्य।

19. **लो ब्लड प्रेशर**–कपालभाति, शव, पश्चिमोत्तसन, सर्वांग, हल।

20. **नाक, कान गला**–शीतली, जलनेति, सूत्र नेति, सर्वांग, भ्रामरी।

21. **गले के रोग**–मत्स्य, सूत्रनेति, जलनेति, सिंह, नेति।

22. **धरण**–गर्भ, चक्र, धनुर, हस्तपादोत्तन।

23. **यकृत**–योगमुद्रा, गर्भ, मयूर, सर्वांग, नौलि, कुंजल।

❖ आँखों का व्यायाम ❖

1. आँख हमारे शरीर का सबसे महत्त्वपूर्ण अंग है। नेत्र ज्योति बढ़ाने के लिए नेति क्रिया बहुत लाभकारी है। इनका प्रतिदिन अभ्यास जरूरी है।
2. व्यायाम के अलावा आँखों की रोशनी बढ़ाने के अन्य तरीके भी हैं जिससे आँखों की रोशनी बनी रहती है।
3. पदमासन में बैठकर गर्दन हिलाए बिना आँखों की पुतलियों को आयताकार आकृति में घुमाएँ फिर आँखों को आराम से मूँदकर 5 मिनट विश्राम दें।
4. पुतलियों का दाँई आँख के कोने के ऊपर और बाँई आँख के कोने के नीचे तिरछा बारी-बारी से 10 बार करें।
5. गर्दन हिलाए बिना पुतली को गोलाकर आकृति में दस बार घुमाएँ फिर 2 मिनट आँख बन्द करें।
6. दृष्टि को दूर व नजदीक लाना–अपनी आँखों के सामने दाँया हाथ फैलाकर अंगूठे को ऊपर की ओर तानें। अब दृष्टि को अंगूठे के ऊपर ले जाते हुए दूर किसी बिन्दु को देखें और फिर दृष्टि को अंगूठे पर लाएँ। ऐसा 10 बार करें। फिर अंगूठे को आँख के नजदीक लाएँ। जब तक अंगूठा आँख के नजदीक न आ जाए यह क्रम जारी रखें। अन्त में आँखों को 2 मिनट बन्द रखें। इससे दृष्टि मजबूत होती है।

❖ योगासन शब्दार्थ ❖

1. **रेचक**–यौगिक क्रिया में श्वाँस को बाहर निकालना ही रेचक कहलाता है।

2. **आंतरिक कुम्भक**–साँस को अंदर भरकर रोकना ही आंतरिक कुम्भक है।

3. **बाह्य कुम्भक**–साँस को बाहर निकालकर रोकना ही बाह्य कुम्भक है।

4. **बन्ध**–ये तीन प्रकार के होते हैं–

5. **जालंधर बन्ध**–ठोड़ी को हृदय से चार अंगुल ऊपर कण्ठकूप में दबाने से लगता है।

6. **उड्डियान बन्ध**–श्वाँस को बाहर निकाल कर पेट को अंदर खींचने से लगता है।

7. **मूलबन्ध**–गुदा को ऊपर की ओर खींचकर संकुचन करने से लगता है।

8. **नाड़ी**–ये तीन प्रकार की होती हैं–

9. **इंगला नाड़ी**–यह ठंडी नाड़ी है और शरीर के बाँए भाग को और मानव के विचारों को नियंत्रण करती है।

10. **पिंगला नाड़ी**–यह शरीर के दाँए भाग का नियंत्रण करती है, शरीर को गर्मी देती है तथा मानव में प्राण शक्ति का नियंत्रण करती है।

11. **सुषुम्ना नाड़ी**–यह मध्य नाड़ी है न गर्म न ठण्डी परन्तु दोनों के सन्तुलन में सहायक है। प्रकाश तथा ज्ञान देती है।

❑❑❑